モニタリング

パルスオキシメータから分かること

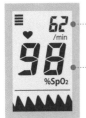

脈拍数 ⎰ 頻脈：100回/分以上
⎱ 徐脈： 60回/分以下

SpO₂
経皮的動脈血酸素飽和度（%）
基準値：96〜99%
加齢によりやや低下

【90%以下】
……と呼吸状態に重大なトラブル。

JN126584

※機種による

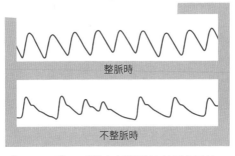

整脈時

不整脈時

プレチスモグラフ（指尖容積脈波）波形表示が
可能な機種では、不整脈の検出も可能。

KT2

→ **詳細な情報・解説は、Webで**

さらに
わかる。

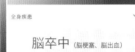

詳しい解説

どんな疾患、
薬剤、症状 … ？

参考サイト

ガイドライン、
最新情報等への
リンク

治療時の注意

歯科治療時に
注意するポイント
を端的に解説

22:00

≡ 歯科衛生士パスポート ⚙

全身疾患 ⌄

脳卒中 (脳梗塞、脳出血)

1. 脳卒中とは

脳の血管が詰まったり出血を起こしたりして、脳の組織に栄養と酸素が十分に行き届かなくなった結果、突然あるいは徐々に意識障害や中枢神経の障害が起きた状態です。正式には、**脳血管障害**と呼ばれます。

脳卒中は原因により、血管が詰まることによって発症する**虚血性脳卒中**（脳梗塞、一過性脳虚血発作）と、脳血管からの出血による**出血性脳卒中**（脳出血、くも膜下出血）に分けられます。

脳卒中の種類

血管が詰まる (虚血性脳卒中)	血管が破れる (出血性脳卒中)
脳梗塞	脳出血
・ラクナ梗塞 ・心原性脳塞栓症 ・アテローム血栓性脳梗塞	
一過性脳虚血発作	

**動画コンテンツも
拡充していきます**

※Web 画面はイメージです。

ご利用までの 3 STEP

STEP
01
dhpass.com にアクセス

STEP
02

まずは
メールアドレスの登録から

新規会員登録 を進めます

STEP
03

「新規会員登録」画面で書籍版を
「購入している」を選択して
下記のパスワードを入力します

ve2mazmar8dhpass

その他、必要事項を入力して登録完了

会員登録が済んだら
すぐにご利用いただけます

ガイドラインの改訂や
新しい動画やコンテンツ追加を
随時お知らせします！

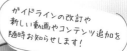

詳しい使い方は

3

目次

巻頭、巻末

モニタリングや臨床検査値も活用しよう！

I

要注意！全身疾患

先天性心疾患

外来時の医療面接

🫧 どんな治療を受けていますか？
受けましたか？

🫧 心臓の手術を受けたことはありますか？

🫧 日常生活に制限はありますか？

🫧 何かお薬は飲んでいますか？
どんなお薬ですか？

ここは要確認！

❗ 日常生活に関する情報から心予備力
を評価

❗ 手術既往や治療内容を確認

❗ 感染性心内膜炎（IE）の予防

ワンポイント解説

🍀 先天性心疾患にはさまざまな病態があり、重症度や
　　リスクは病態により異なる。

🍀 日常生活制限、チアノーゼ、不整脈、息切れなどか
　　ら心予備力を評価する。

🍀 手術や治療効果による現在の心予備力と歯科治療に
　　よる侵襲のリスクを考慮する。

🍀 感染性心内膜炎の予防が必要となる場合もある。
　　（感染性心内膜炎（IE）の項参照｜P68）

外来時の医療面接

🦷 原因になった病名は分かりますか？

....

🦷 息切れやむくみなどの症状はありますか？

....

🦷 どんな治療を受けていますか？

....

🦷 何かお薬は飲んでいますか？
　　どんなお薬ですか？

....

🦷 階段を2階まで休まずに昇れますか？

....

ここは要確認！

❗ 原因となる心疾患
❗ 現在の症状
❗ 治療内容、内服薬
❗ 心予備力の評価

ワンポイント解説

- 心不全は心臓のさまざまな病気により、心臓のポンプ機能が低下し、日常の身体活動が制限される状態である。

- 心不全の原因疾患として、虚血性心疾患、高血圧、心臓弁膜症、心筋症、先天性心疾患、不整脈などがある。

- 原因となる心臓の疾患により、さまざまな治療法、治療薬が用いられる。

- 日常生活制限、息切れ、易疲労感などから心予備力を評価する。

- チェアサイドでの心機能の評価としてNYHA心機能分類が有用。（NYHA心機能分類の項参照｜巻末付録）

- 心臓ペースメーカや植込み型除細動器（ICD）などが埋め込まれている場合もある。（心臓ペースメーカの項参照｜P70）

脳卒中（脳梗塞、脳出血）

外来時の医療面接

💜 脳梗塞ですか？ 脳出血ですか？

💜 いつ発症しましたか？
原因となった病気はありますか？

💜 どんな治療を受けましたか？
受けていますか？

💜 何かお薬は飲んでいますか？
どんなお薬ですか？

💜 現在の状態はいかがでしょうか？
後遺症はありますか？

💜 リハビリは行っていますか？

ここは要確認！

❗ 病名（脳梗塞、脳出血）
❗ 発症時期と合併症
❗ 受診状況と治療内容
❗ 内服薬、お薬手帳（特に抗血栓薬）
❗ ワルファリンカリウム服用者では
　PT-INR
❗ 脳卒中後遺症とADL

ワンポイント解説

- 原因により虚血性脳卒中（脳梗塞）と出血性脳卒中（脳出血、くも膜下出血）に分けられる。

- 高血圧、心疾患、糖尿病などが原因となったり、合併していることが多い。

- 心原性心房細動による脳卒中を防ぐためにDOACやワルファリンカリウムが用いられる。（抗血栓薬の項参照｜P54）

- ワルファリンカリウム服用患者では、PT-INRを確認する。ワーファリン手帳も参考となる。

- 麻痺、失語症などの後遺症を合併する場合もある。

- 手術既往やリハビリの状況について聞いておく。

- 一般の歯科治療は急性期を避け、安定期に行う。

脳卒中の種類

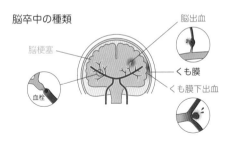

脳梗塞

脳出血

くも膜

くも膜下出血

血栓

Webコード 107 糖尿病

外来時の医療面接

🫧 いつ糖尿病といわれましたか？

🫧 どんな治療を受けていますか？

🫧 何かお薬は飲んでいますか？
インスリン注射をしていますか？

🫧 最近、HbA1cや血糖値を測りましたか？
（HbA1cの値は分かりますか？）

🫧 低血糖を起こしたことはありますか？

🫧 他に合併症はありますか？

ここは要確認！

- ❗ 糖尿病のタイプ
  （1型糖尿病、2型糖尿病）
- ❗ 受診状況と治療内容
- ❗ 内服薬、お薬手帳、糖尿病手帳
- ❗ インスリン注射の使用
- ❗ コントロール状態：HbA1c
- ❗ 合併症の有無
- ❗ 低血糖発作と対処法

ワンポイント解説

- 🍀 １型糖尿病は、インスリン注射が必要となる。若年層に多い。

- 🍀 ２型糖尿病は、遺伝的要因や生活習慣病が関与する。成人に多い。

- 🍀 食事療法、運動療法、経口血糖降下薬、インスリン注射などの治療が行われる。

- 🍀 HbA1cは最近1〜2ヵ月の血糖コントロール状態を反映する。合併症予防のための目標は、7.0%未満とされている。

- 🍀 コントロール不良な場合は、易感染性、創傷治癒不全に注意。

- 🍀 経口血糖降下薬やインスリンを使用している場合は、低血糖症状発現を避けるため空腹時のアポイントを避ける。

- 🍀 循環器疾患や腎障害、神経障害などの合併症に注意する。

> ・糖尿病患者では歯周病の発症頻度は増加する
>
> ・糖尿病患者では歯周病が悪化する
>
> ・高齢の糖尿病患者では血糖コントロールが不良だと、歯周病が重症化しやすい

注意しよう

甲状腺疾患（機能亢進・低下）

外来時の医療面接

🦷 くわしい病名は分かりますか？
機能亢進症ですか？
機能低下症ですか？

🦷 どんな治療を受けましたか？
受けていますか？

🦷 何かお薬は飲んでいますか？
どんなお薬ですか？

🦷 お薬の副作用はありませんか？

🦷 最近、血液検査をしましたか？
何か自覚症状はありますか？

ここは要確認！

❗ 病名
（甲状腺機能亢進症、甲状腺機能低下症）

❗ 受診状況と治療内容

❗ 内服薬、お薬手帳

❗ 副作用の有無

❗ 現在のコントロール状態
（甲状腺ホルモンや自覚症状）

ワンポイント解説

🍀 甲状腺機能がコントロールされていれば、一般的な歯科治療は可能である。

🍀 甲状腺機能亢進症の原因で最も多いのはバセドウ病、甲状腺機能低下症では橋本病。

🍀 血液検査は、甲状腺刺激ホルモン（TSH）や甲状腺ホルモン（T_3、T_4）、自己抗体などを調べる。

🍀 甲状腺機能亢進症
・発汗、頻脈、手足の震え、イライラなどの症状。
・抗甲状腺薬による薬物治療（メルカゾール®など）、放射線治療、手術療法などの治療が行われる。
・甲状腺ホルモン上昇による甲状腺クリーゼに注意。
・抗甲状腺薬の副作用として、白血球減少症（無顆粒球症）がある（感染症を併発しやすくなる）。

🍀 甲状腺機能低下症
・皮膚乾燥、徐脈、むくみ、気力がないなどの症状。
・甲状腺ホルモン薬（チラーヂン®など）が投与される。

🍀 甲状腺機能亢進症では、アドレナリン含有局所麻酔薬の使用に注意する。

ぜんそく

外来時の医療面接

🦷 最近、ぜんそく発作や息苦しくなったことは
ありましたか？

🦷 何かお薬は飲んでいますか？
どんなお薬ですか？

🦷 ぜんそく発作の誘因や起こりやすい時期は
ありますか？

🦷 発作が起こった時のためのお薬はありますか？

🦷 他にアレルギーはありますか？

🦷 アスピリンぜんそくはありますか？

ここは要確認！

❗ 最終発作の時期
❗ 受診状況と治療内容
❗ 内服薬、お薬手帳
❗ 現在のコントロール状態
❗ 発作の誘因
❗ 発作治療薬の使用と携帯

ワンポイント解説

🍀 薬物治療として、吸入ステロイド、気管支拡張薬、抗アレルギー薬などが用いられる。

🍀 発作を誘発する因子には、風邪、ホコリ、天候、精神的ストレス、喫煙などがある。レジンモノマー、消毒薬なども発作の誘因となる。

🍀 歯科治療は、原則として状態が安定している緩解期に行う。発作が起きやすい時期や時間帯は治療をできるだけ控える。

🍀 発作時は、呼吸をしやすくするために座位または半座位とし、患者持参の発作治療薬を使用する。

🍀 鎮痛薬や他の薬剤に対するアレルギーにも注意する。

発作を起こさせないために

・タービンの水、切削片を誤嚥させない

・口腔内、気管の乾燥を避け、適宜うがいをさせる

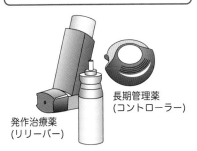

長期管理薬
(コントローラー)

発作治療薬
(リリーバー)

COPD（慢性閉塞性肺疾患）

COPD（慢性閉塞性肺疾患）

外来時の医療面接

🫁 何かお薬は飲んでいますか？
どんなお薬ですか？

🫁 現在の状態はいかがですか？

🫁 最近、咳や痰が多くなっていませんか？

🫁 階段を2階まで休まずに昇れますか？

ここは要確認！

❗ 現在のコントロール状態

❗ 受診状況と治療内容

❗ 内服薬、お薬手帳（気管支拡張薬、
副腎皮質ステロイド薬など）

❗ 呼吸機能の評価（Hugh-Jones分類）

ワンポイント解説

- 有害物質の長期間吸入により気管支や肺胞に炎症が生じ、呼吸しにくくなる疾患の総称。肺気腫や慢性気管支炎がある。

- 原因の約90％は喫煙。風邪などをきっかけに急に症状が悪化することがある。

- 重症になると呼吸不全が生じる。

- 呼吸機能のリスク評価には、Hugh-Jones分類が有用。（Hugh-Jones分類の項参照｜巻末付録）

- パルスオキシメータは、低酸素症状態を知るために有効である。（パルスオキシメータの項参照｜巻頭（KT2））

- 仰臥位で呼吸が苦しい（呼吸困難）場合は、座位か半座位での治療を行う。

- 歯科治療中の誤嚥に注意し、確実な吸引操作を心がける。

- 咳や痰が多い時は歯科治療を控える。

- 気管支拡張薬とアドレナリン含有局所麻酔薬との併用で不整脈発生の可能性がある。

肝疾患（肝炎、肝硬変）

外来時の医療面接

💬 どんな肝臓病ですか？
ウイルス性肝炎といわれていますか？

💬 どんな治療を受けましたか？
受けていますか？

💬 最近、内科を受診しましたか？

💬 何か自覚症状はありますか？

💬 血が止まりにくいことがありますか？

💬 内科医から何か注意されていませんか？

ここは要確認！

❗ 肝炎の種類
（ウイルス性か薬剤性かなど）
❗ 受診状況と治療内容
❗ 内服薬、お薬手帳
❗ 出血傾向
❗ 食道静脈瘤の有無

ワンポイント解説

🍀 一般に慢性肝炎では自覚症状がほとんどない。

🍀 ウイルス性肝炎では、インターフェロン、経口抗ウイルス薬、肝庇護剤などによる治療が行われる。

🍀 慢性肝炎が長期にわたると肝硬変に移行することがある。

🍀 肝炎ウイルスが原因の場合はスタンダードプリコーションの徹底が大切。

🍀 B型肝炎ウイルスは感染力が強いため、医療従事者にはHBワクチンの接種が勧められる。

🍀 C型肝炎の針刺し事故による感染率は約0.2%といわれる。

🍀 肝硬変
・原因の8割近くが肝炎ウイルス。
・血液凝固因子や血小板の減少による出血傾向、免疫機能低下、薬物代謝機能低下、治癒不全などに注意。
・合併症の一つに食道静脈瘤がある。

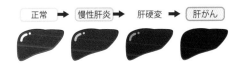

正常 ➡ 慢性肝炎 ➡ 肝硬変 ➡ 肝がん

慢性腎臓病（CKD）

外来時の医療面接

💬 どんな腎臓病ですか？
原因になった病気はありますか？

💬 どんな治療を受けましたか？
受けていますか？
☞ 人工透析を受けている｜P72 参照

💬 何かお薬を飲んでいますか？
どんなお薬ですか？

💬 何か自覚症状はありますか？

💬 他に合併している病気はありますか？

ここは要確認！

❗ 原因疾患、合併症
❗ 受診状況と治療内容
❗ 自覚症状や現在の状態
❗ 内服薬、お薬手帳

ワンポイント解説

- 腎臓病にはさまざまな病態がある。それぞれの病態や重症度を考慮し歯科治療を行う。

- 腎機能障害の原因は、腎炎、膠原病、糖尿病、高血圧、薬剤、感染などさまざま。

- 初期段階では自覚症状はほとんどない。進行した腎不全では全身倦怠感、浮腫、嘔気、息切れなどがみられる。

- 副腎皮質ステロイド薬、免疫抑制剤、抗血栓薬、糖尿病治療薬、降圧薬などの使用について確認する。

- ステロイド治療や免疫抑制療法では易感染性に注意。

- 心疾患、高血圧、糖尿病、貧血、出血傾向、骨粗鬆症などの合併症に注意。

- 腎障害が高度になると、透析療法が行われる。

腎機能障害が進行すると、高血圧など
循環器疾患を合併する場合も多い

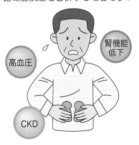

外来時の医療面接

🦷 病気の原因は分かりますか？

🦷 どんな治療を受けましたか？
受けていますか？

🦷 何かお薬は飲んでいますか？
どんなお薬ですか？

🦷 現在、症状はありますか？

🦷 貧血はありますか？

ここは要確認！

❗ 発症や症状増悪の原因
❗ 現在の症状
❗ 受診状況と治療内容
❗ 内服薬、お薬手帳
❗ 貧血の有無

ワンポイント解説

- 胃潰瘍と十二指腸潰瘍を総称して消化性潰瘍という。

- ヘリコバクター・ピロリ、NSAIDs、ストレス、飲酒、喫煙、過労などが発症や増悪の原因となる。

- 急性期・治療期はできるだけ歯科治療を延期し、緩解期や治療後に行うことが望ましい。

- 内服薬の種類によっては、歯科で処方される抗菌薬の効果に影響を及ぼすことがある。

- ピロリ菌除菌療法では、抗菌薬が用いられるため、歯科で処方する場合は確認が必要。

- 消化管出血により貧血を呈する場合もある。

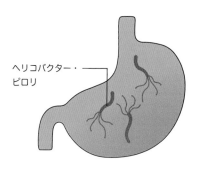

ヘリコバクター・
ピロリ

骨粗鬆症

外来時の医療面接

🦷 何か治療を受けていますか？

🦷 何かお薬は使用していますか？
どんなお薬ですか？
どれくらいの期間使用していますか？

🦷 骨折の経験はありますか？

ここは要確認！

❗ 疾患の原因
❗ 受診状況と治療内容
❗ 内服薬、お薬手帳（特にBP製剤や
デノスマブの使用と期間）
❗ 骨折の既往

ワンポイント解説

- 骨粗鬆症の原因として、加齢、閉経、ダイエット、薬物、全身疾患などがある。

- BP製剤やデノスマブ、血管新生阻害薬などの使用患者に対し、顎骨におよぶ処置を行う場合は、MRONJ（薬剤関連顎骨壊死）との関連に注意する。

- MRONJの予防には口腔衛生が最も重要。

- 弱い力で骨折が起きやすい。院内での転倒に注意。

- 骨吸収抑制薬の項も参照｜P58

> 骨吸収抑制薬等の使用患者への対応に関して、「薬剤関連顎骨壊死の病態と管理：顎骨壊死検討委員会ポジションペーパー2023」がある。

医科において、骨粗鬆症の薬物治療開始前に歯科を受診することが重要とされている。

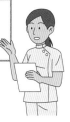

Webコード 115　関節リウマチ

外来時の医療面接

🦷 いつ発症しましたか？

🦷 どんな治療を受けましたか？
受けていますか？

🦷 何かお薬は飲んでいますか？
どんなお薬ですか？

🦷 痛みや障害がある関節はありますか？

🦷 人工関節手術をしましたか？

ここは要確認！

❗ 受診状況と治療内容
❗ 内服薬、お薬手帳
❗ 関節病変の部位と程度
❗ 痛みや運動制限（可動域）
❗ 人工関節手術の有無

ワンポイント解説

🍀 全身性の自己免疫疾患の一つ。

🍀 抗リウマチ薬、生物学的製剤、NSAIDs、副腎皮質ステロイド薬、免疫抑制剤などによる薬物治療が行われる。

🍀 NSAIDsが長期投与されている場合もあるため、歯科での鎮痛薬処方に注意する。

🍀 副腎皮質ステロイド薬の長期投与や生物学的製剤では、易感染性に注意。

🍀 朝（午前中）は関節のこわばりがみられることがある。一般に歯科治療は午後が適している。

🍀 全身の関節の可動域や痛みを考慮した対応が必要。

てんかん

外来時の医療面接

🦷 何かお薬は飲んでいますか？
　　どんなお薬ですか？

　　　　　　　　　　　　　　　　　　　　　　　　　　　

🦷 最近、てんかん発作は起きましたか？

　　　　　　　　　　　　　　　　　　　　　　　　　　　

🦷 発作を引き起こす誘因はありますか？

　　　　　　　　　　　　　　　　　　　　　　　　　　　

🦷 発作はどんな症状ですか？

　　　　　　　　　　　　　　　　　　　　　　　　　　　

🦷 発作が起きた時、どのように対応していますか？

ここは要確認！

❗ 内服薬、お薬手帳
❗ 最近のコントロール状態
❗ 発作（誘因、症状、対応）

ワンポイント解説

🍀 申告をしない患者もいるため、常用薬の確認から
てんかんの既往を知ることもある。

🍀 発作時の症状については、家族への医療面接が必要
となる。

🍀 抗てんかん薬によりコントロールされていれば、歯
科治療は可能である。

🍀 ライトのちらつきや大きな音によって発作が誘発さ
れることがある。

🍀 身体的・精神的ストレスや疲労、感染症の存在は、
発作を生じやすくする。

🍀 フェニトイン服用患者では、歯肉肥厚を認めること
がある。

発作時の対応

・転倒や嘔吐、舌根沈下による気道閉塞に注意
し、発作の消失を待つ

・発作の回復後も、すぐに薬や水を飲ませるこ
とは避ける

・てんかん発作が5分以上持続する場合は、専
門医療機関への搬送を検討する

うつ病

うつ病

外来時の医療面接

🫟 現在、医科を受診していますか？

🫟 どんな治療を受けましたか？
受けていますか？

🫟 何かお薬は飲んでいますか？
どんなお薬ですか？

🫟 症状はコントロールされていますか？

ここは要確認！

❗ 受診状況と治療内容
❗ 内服薬、お薬手帳
❗ 口腔症状（ドライマウス）
❗ 自覚症状

ワンポイント解説

- 精神症状として、抑うつ気分、気力減退、無価値感などがある。

- 身体症状として、全身倦怠感、易疲労感、頭痛、食欲不振などがある。

- 治療には抗うつ薬（下表参照）が用いられる。

- 三環系抗うつ薬服用患者では、起立性低血圧やアドレナリン含有局所麻酔薬による循環変動に注意する。

- ドライマウスを認めることがある。薬剤の影響も考慮する。

- 不用意な励ましや気晴らしの強要は避ける。

- 症状がコントロールされていれば、歯科治療は可能である。

- 心療内科など医科との連携が重要。

主な抗うつ薬

種類	商品名
SSRI	レクサプロ®、パキシル®
SNRI	サインバルタ®、イフェクサー®
SARI	レスリン®、トラゾドン塩酸塩
NaSSA	リフレックス®、ミルタザピン
S-RIM	トリンテリックス®
三環系抗うつ薬	トリプタノール®、アナフラニール®
四環系抗うつ薬	ルジオミール®、マプロチリン塩酸塩

更年期障害

外来時の医療面接

🫛 現在、医科を受診していますか？

🫛 何かお薬は飲んでいますか？
どんなお薬ですか？

🫛 気になる症状はありますか？

ここは要確認！

❗ 婦人科などへの通院歴
❗ 治療内容
❗ 自覚症状
❗ 内服薬、お薬手帳

ワンポイント解説

- 女性ホルモンの減少に伴い、抑うつ、疲労感、不眠、肩こり、腰痛、ほてり（ホットフラッシュ）、発汗、不整脈など、さまざまな症状がみられる。

- 個人差はあるが、おおむね45〜55歳くらいが対象年齢といわれている。

- ホルモン補充療法、薬物療法、カウンセリングなどの精神療法が行われる。

- 口腔乾燥症（ドライマウス）、舌痛症を訴えることもある。薬剤の影響も考慮する。

- 年齢的に、高血圧、虚血性心疾患、うつ病などを合併することも多い。

- 30歳代後半〜50歳代の男性にも起こりうる。

> チェアサイドでのスクリーニングとして簡略更年期指数（SMI）などがある。

Webコード 119 アレルギー

外来時の医療面接

🦷 何のアレルギーですか？

🦷 （アレルギーが出た時）
どんな症状ですか？
どのように対応しましたか？

🦷 家族にアレルギーの人はいますか？

🦷 ぜんそくはありますか？

🦷 何かお薬は飲んでいますか？
どんなお薬ですか？

🦷 鼻づまりはありますか？

ここは要確認！

❗ 原因物質（アレルゲン）の確認
❗ 症状や経過、対応の詳細
❗ 血管迷走神経反射との鑑別
❗ 内服薬、お薬手帳
❗ ぜんそくの有無
❗ 現在の鼻閉の有無

ワンポイント解説

🍀 原因物質（アレルゲン）、特に薬品、食品、ラテックス、金属などについて確認する。

🍀 歯科治療中の血管迷走神経反射をアレルギー反応と思い込んでいる場合もあるため、症状発現に関する詳細な聞き取りが大切。

🍀 ぜんそく、花粉症、アレルギー性鼻炎などはIgEが関与するⅠ型（アナフィラキシー型）アレルギーに含まれる。

🍀 アナフィラキシー症状では皮膚症状や呼吸器症状の発現頻度が高い。（アナフィラキシーの項参照｜P84）

🍀 アレルギー性鼻炎により慢性の鼻閉がある場合は、歯科治療時の呼吸に配慮する。

🍀 口腔アレルギー症候群、ラテックス・フルーツ症候群では、ラテックスの使用に注意。

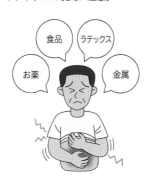

Webコード 120　がん

外来時の医療面接

🦷 いつがんになりましたか？

🦷 どこのがんですか？

🦷 どのような治療をしましたか？
現在も治療を続けていますか？

🦷 何かお薬は飲んでいますか？
どんなお薬ですか？

🦷 現在の状態はどうですか？

🦷 治療による影響や日常生活に制限はありますか？

ここは要確認！

- ❗ がんの部位、治療内容
- ❗ 発症や治療からの経過時期
- ❗ 内服薬、お薬手帳
- ❗ 治療の影響と現在の状態

ワンポイント解説

- がん治療として、手術、化学療法、放射線治療などが行われる。

- 化学療法を継続している場合は、免疫能低下や血液凝固異常、臓器障害などに注意が必要。

- 頭頸部領域への放射線治療の既往がある場合は、口腔粘膜疾患、創傷治癒不全に注意。

- BP製剤やデノスマブ、血管新生阻害薬などが投与されている場合は、MRONJ（薬剤関連顎骨壊死）のリスクを考慮する。

- 治癒してから長期経過しており、臓器障害がなければ、歯科治療は問題なく行える。

- 医療面接では、患者の心理的影響に配慮する。

口腔粘膜疾患に注意する。

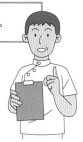

Webコード 121 認知症

外来時の医療面接

（家族・介護者に対して）
💜 コミュニケーションは可能ですか？

💜 身の回りの整理・清潔は保たれていますか？

💜 日常の食事、排泄、入浴は自立していますか？

💜 日常生活で異常な行動や抵抗はみられますか？

💜 日常の介護はどうされていますか？

ここは要確認！

❗ コミュニケーションの可否
❗ 認知症の進行度、日常生活の自立度
❗ 異常行動の有無
❗ 介護の状況
❗ 多職種間での情報共有

ワンポイント解説

- 🍀 本人だけでなく家族や介護者との対応が必要。キーパーソンとの連携が必要。

- 🍀 コミュニケーションが可能で、身の回りの整理・清潔が保持されていれば、通常の歯科治療は可能。

- 🍀 日常の食事、排泄など自立した生活が困難であれば、介護者の協力が必要。

- 🍀 認知症特有の中核症状や、環境などにより生じるBPSD（行動・心理症状）が見られる。

- 🍀 認知症の進行に伴い、記憶障害、見当識障害のほか、人格や感情の変化、異常行動などが生じることがある。

- 🍀 介護者のみならず、かかりつけ医や看護師など多職種間での情報共有が必須。

- 🍀 治療に拒否を示し、急に動くこともあるので、安全に配慮する。

中核症状

- ● 記憶障害　● 理解・判断力の障害
- ● 見当識障害　● 失語・失認・失行
- ● 実行機能障害

BPSD

妄想、暴言、幻覚、徘徊、抑うつ、
睡眠障害、介護拒否　など

外来時の医療面接

🦷 検査で陽性になったのはいつですか？

🦷 現在、何か症状はありますか？

🦷 現在、治療は受けていますか？

🦷 何かお薬は飲んでいますか？
　　どんなお薬ですか？

🦷 最近の検査結果はどうでしたか？

🦷 他に病気はありますか？

ここは要確認！

❗ 病期の確認
❗ 合併症、服用薬の確認
❗ 感染対策

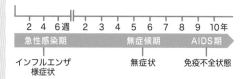

	2 4 6週	2 3 4 5 6 7 8 9 10年
	急性感染期	無症候期　　　AIDS期
	インフルエンザ様症状	無症状　　　免疫不全状態

ワンポイント解説

🍀 病期の把握が重要。無症候期は歯科治療が可能。

🍀 HIV感染者は、多くの合併症を併発しており、多種類の薬を服用していることが多い。

🍀 HIV感染の口腔症状で最も多くみられるのは、口腔カンジダ症と口腔乾燥症（ドライマウス）である。

🍀 HIVの感染経路は血液、精液、膣分泌液、母乳。唾液にも含まれるが、感染力は非常に弱く唾液による接触では感染しない。しかし歯科治療時は唾液に血液が含まれる可能性がある。

🍀 医療従事者は、スタンダードプリコーションを徹底し、HIV感染症に対する正確な知識を身に付け、過剰防衛にならないよう注意が必要。

🍀 医療面接はプライバシーに配慮する。

HIVに汚染されたものの消毒薬

・次亜塩素酸ナトリウム
・グルタルアルデヒド
・フタラール
・過酢酸
・消毒用エタノール

I 要注意！全身疾患｜参考文献

著者　日本糖尿病学会 編・著
書名　糖尿病治療ガイド2022-2023
出版社　株式会社文光堂
発行年　2022

著者　顎骨壊死検討委員会
書名　薬剤関連顎骨壊死の病態と管理：
　　　顎骨壊死検討委員会ポジションペーパー2023
発行年　2023

著者　日本有病者歯科医療学会 編
書名　歯科衛生士必須　有病者歯科学
出版社　株式会社永末書店
発行年　2020

著者　柴崎浩一 監修／藤井一維 編著／宮脇卓也・
　　　福田謙一・山口秀紀 著
書名　歯科医院のための全身疾患医療面接ガイド【改訂版】
出版社　メディア株式会社
発行年　2019

著者　和気裕之・依田哲也 監修・編集委員／岡本俊宏・
　　　河奈裕正・宮地英雄・山口秀紀 編集委員
書名　有病者歯科治療ハンドブック　医科 × 歯科
出版社　株式会社デンタルダイヤモンド社
発行年　2020

最新のガイドライン、参考サイトについては、
歯科衛生士パスポート Web をご参照ください。

II

要注意！薬剤

抗血栓薬（抗血小板薬、抗凝固薬）

外来時の医療面接

何の病気で飲んでいますか？

どれくらいの期間飲んでいますか？

お薬の種類と量は分かりますか？

日頃、血が止まりにくいことはありませんか？

最近、内科受診や血液検査をしましたか？

（ワルファリンカリウム服用の場合）
PT-INRはどれくらいか分かりますか？

ここは要確認！

❗ 原因疾患とそのコントロール状態
❗ 薬品名、投与量、投与期間
❗ 日常生活での出血傾向
❗ PT-INR
　（ワルファリンカリウム服用の場合）

ワンポイント解説

- 脳梗塞、心筋梗塞、狭心症、心房細動などの疾患に対して血栓形成予防のために用いられる。

- 服用状況と日常生活での出血傾向を確認しておく。

- 抗血小板薬単剤のみ服用の場合は、基本的に継続して歯科治療を行う。

- ワルファリンカリウムを服用している場合、血液凝固能の指標となるPT-INRがく3であれば、単純な抜歯やスケーリングなどの処置は可能である。

- DOAC内服患者では、内服後6時間以上経過した後の抜歯が推奨されている。

- 確実な局所止血を心がける。

代表的な抗血栓薬と対象疾患

	抗血小板薬	抗凝固薬
商品名	バイアスピリン® バファリン®A81 プラビックス® プレタール® パナルジン®	ワーファリン プラザキサ® イグザレルト® エリキュース® リクシアナ®
対象疾患	心筋梗塞 狭心症 脳梗塞(心原性を除く) 末梢動脈血栓症	深部静脈血栓症 非弁膜症性心房細動 心原性脳塞栓症 肺血栓塞栓症

^{Webコード}
202 副腎皮質ステロイド薬

外来時の医療面接

🟣 何の病気で飲んでいますか？
注射で投与される場合があることにも注意。

🟣 どのくらいの期間飲んでいますか？
現在も飲んでいますか？

🟣 お薬の種類と量は分かりますか？

🟣 副作用は出ていませんか？

ここは要確認！

❗ 原疾患とそのコントロール状態
❗ 薬剤名、服用量、服用期間
❗ 服用中止からの期間
❗ 副作用の有無

長期投与による副作用

- ・高血圧
- ・易感染性
- ・創傷治癒不全
- ・消化性潰瘍

- ・ステロイド糖尿病
- ・骨粗鬆症
- ・精神疾患

など

❋ 自己免疫疾患、内分泌疾患、血液疾患、呼吸器疾患、神経疾患など、さまざまな疾患に用いられる。

❋ 服用が長期にわたる場合、副腎皮質機能低下や副作用が問題となる。過去1年間に1か月以上投与された場合は注意が必要。

❋ 現在服用していなくても、服用中止後1年以内は副腎皮質機能低下に注意。

❋ 長期服用者では、疼痛やストレスへの抵抗性が減弱しているため、痛みやストレスの軽減が重要。

❋ バイタルサインの確認、感染防止を心がける。

❋ ステロイド吸入薬（噴霧剤）、外用の軟膏剤、関節内注射などの使用は、副腎皮質機能低下や副作用が問題とならない。

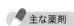 主な薬剤

> プレドニン®
> プレドニゾロン
> コートン®
> メドロール®
> デカドロン®
> リンデロン®
> ベタメタゾン

^{Webコード}203　骨吸収抑制薬

外来時の医療面接

🦷 何の病気で飲んでいますか？
注射で投与される場合があることにも注意。

🦷 骨粗鬆症の治療をしていますか？

🦷 どのくらいの期間飲んでいますか？

🦷 お薬の種類は分かりますか？

🦷 副作用は出ていませんか？

🦷 他に飲んでいるお薬はありますか？

ここは要確認！

- ❗ 原因疾患とそのコントロール状態
- ❗ 薬品名、投与期間、投与時期
- ❗ 服用中止からの期間
- ❗ 他の併用薬物

ワンポイント解説

❖ BP製剤は、骨粗鬆症、乳がんの骨転移、多発性骨髄腫などの予防と治療に用いられる。経口薬と注射薬がある。

❖ ヒト型抗RANKLモノクローナル抗体製剤デノスマブは、骨粗鬆症、関節リウマチに伴う骨びらんの進行抑制などの治療に用いられる。注射薬である。

❖ 重要な副作用としてARONJ（骨吸収抑制薬関連顎骨壊死）がある。

❖ 骨に侵襲が及ぶ処置では、主治医（医科）との連携が必要。

❖ 骨粗鬆症の項も参照 | P34

 主な薬剤と顎骨壊死

ARONJ 骨吸収抑制薬関連顎骨壊死	
BRONJ BP製剤関連顎骨壊死	DRONJ デノスマブ関連顎骨壊死
ビスホスホネート	デノスマブ
・ボナロン®（錠・静注） ・フォサマック®（錠） ・ボンビバ®（錠・静注） ・ベネット®（錠） ・ボノテオ®（錠） ・ゾメタ（静注）	・ランマーク®（皮下注） ・プラリア®（皮下注）

免疫抑制剤

外来時の医療面接

🫧 何の病気で飲んでいますか？

🫧 どのくらいの期間飲んでいますか？
現在も飲んでいますか？
お薬の種類と量は分かりますか？

🫧 副作用は出ていませんか？

🫧 傷が治りにくいことはありませんか？
口内炎ができやすいですか？

🫧 主治医から注意を受けていることは
ありませんか？

ここは要確認！

❗ 原疾患とそのコントロール状態

❗ 薬剤名、服用量、服用期間と現在の
服用状況

❗ 口腔粘膜疾患、易感染性、創傷治癒
不全の有無

❗ 主治医からの注意事項

ワンポイント解説

❀ 服用が必要となる原疾患の状態について確認する。

❀ 免疫抑制剤は、自己免疫疾患、関節リウマチ、臓器移植後など、さまざまな疾患に用いられる。

❀ 免疫抑制剤は、抗がん剤や消炎鎮痛薬など、他の薬と併用されることも多い。

❀ 免疫抑制剤だけでなく、抗がん剤（P62）、副腎皮質ステロイド薬（P56）なども免疫抑制作用を有する。

❀ 口腔粘膜の炎症や易感染性、創傷治癒不全を引き起こす可能性がある。

❀ 複数の薬剤を併用している場合は、特に口腔粘膜疾患の発現に注意する。

❀ 歯科治療に伴うストレスにより自己免疫疾患の症状が増悪することがある。

🔖 主な薬剤

内服薬	注射薬
ネオーラル®	サンディミュン®
プログラフ®	プログラフ®
グラセプター®	スパニジン®
セルセプト®	
シクロスポリン	
タクロリムス	
イムラン®	

^{Webコード}205　抗がん剤

外来時の医療面接

🦷 どんな治療をしていますか？
　いつから治療していますか？
　現在も治療中ですか？

🦷 どんなお薬で治療していますか？

🦷 薬による副作用はありますか？
　口内炎ができやすいですか？
　傷が治りにくいことはありませんか？

ここは要確認！

❗ 過去、現在の治療内容
❗ 使用している薬剤
❗ 有害事象の有無
❗ 口腔粘膜疾患の有無と程度
❗ BP製剤等の骨吸収抑制薬服用の有無

ワンポイント解説

❖ がんの治療として、化学療法、放射線療法、手術などがある。過去や現在の治療内容により歯科治療計画が異なる。

❖ 抗がん剤は、貧血、白血球減少、血小板減少などの骨髄抑制や、腎臓、心臓、肝臓、神経などに有害事象が生じやすい。

❖ 歯科では、口腔粘膜疾患（口内炎）、易感染性、出血傾向、唾液腺の変性、創傷治癒不全などが問題となる。

❖ 乳がん患者ではBP製剤等の骨吸収抑制薬を服用していることがある。顎骨壊死との関連を知っておく。

❖ 患者の身体的影響だけでなく、心理的影響にも考慮する。

主な薬剤

細胞障害性抗がん薬	分子標的薬
ブレオ®	アバスチン®
アドリアシン®	サイラムザ®
タキソール®	グリベック®
エンドキサン®	インライタ®
ブリプラチン®	ザーコリ®
ラステット®	ジカディア®
メソトレキセート®	ヤーボイ®
フルオロウラシル	オプジーボ®

血糖降下薬

外来時の医療面接

現在、どんなお薬で治療していますか？

インスリン注射を使用していますか？
いつ注射していますか？

最近、薬の量は変わりましたか？

低血糖症状になったことはありますか？

最近、血液検査はしましたか？
（HbA1cの値は分かりますか？）

ここは要確認！

❗ 薬品名、投与量、投与期間
❗ 糖尿病のコントロール状態（HbA1c）
❗ 合併症の有無
❗ 低血糖の既往と対応

🌸 血糖降下薬には、経口薬と注射薬がある。

🌸 注射薬にはインスリン製剤とインクレチン関連薬（GLP-1受容体作動薬）がある。

🌸 インスリン製剤（注射）やスルホニル尿素薬、速効型インスリン分泌促進薬は低血糖症状に注意。

🌸 低血糖の既往がある場合は、その時の状況や対応についても確認しておく。

🌸 現在の内科受診状況や検査結果、血糖コントロール状況について確認しておく。HbA1cの確認は必須。

🌸 インスリン製剤を使用している患者では、血糖コントロールが不安定な場合がある。

🌸 糖尿病による全身的合併症や易感染性に注意。
（糖尿病の項参照｜P20）

主な薬剤

	種類	商品名
経口薬	ビグアナイド薬	メトグルコ®
	チアゾリジン薬	アクトス®
	スルホニル尿素薬	アマリール® グリミクロン®
	速効型インスリン分泌促進薬	グルファスト®
	DPP-4阻害薬	ジャヌビア®
	α-グルコシダーゼ阻害薬	ベイスン®
	SGLT2阻害薬	スーグラ® フォシーガ®
注射薬	インスリン	ノボラピッド®注
	GLP-1受容体作動薬	ビクトーザ®皮下注

著者	日本有病者歯科医療学会・日本口腔外科学会・日本老年歯科医学会 編
書名	抗血栓療法患者の抜歯に関するガイドライン 2020年版
出版社	株式会社学術社
発行年	2020

著者	顎骨壊死検討委員会
書名	薬剤関連顎骨壊死の病態と管理：顎骨壊死検討委員会ポジションペーパー2023
発行年	2023

著者	金子明寛・富野康日己・小林真之・飯田征二・北川善政・一戸達也・篠原光代 編集委員
書名	歯科におけるくすりの使い方2023-2026
出版社	株式会社デンタルダイヤモンド社
発行年	2022

著者	長坂浩 監修／中島丘 編集／今村栄作・岩﨑妙子・久保山裕子・星島宏・守安克也・山口秀紀 著
書名	歯医者さんに教えて！どんなお薬飲んでいますか？
出版社	クインテッセンス出版株式会社
発行年	2018

著者	柴崎浩一 監修／藤井一維 編著／宮脇卓也・福田謙一・山口秀紀 著
書名	歯科医院のための全身疾患医療面接ガイド【改訂版】
出版社	メディア株式会社
発行年	2019

最新のガイドライン、参考サイトについては、歯科衛生士パスポート Web をご参照ください。

要注意！症状、状態

感染性心内膜炎（IE）の リスク患者

IEのリスク患者

💜 人工弁置換患者

💜 IEの既往を有する患者

💜 先天性心疾患

💜 後天性弁膜症

💜 閉塞性肥大型心筋症

💜 人工ペースメーカ、植込み型除細動器（ICD）
　　などの植込み患者

💜 長期にわたる中心静脈カテーテル留置患者 など

予防的抗菌薬投与が必要な処置

💜 抜歯などの口腔外科手術

💜 歯周外科手術

💜 インプラント手術

💜 スケーリング

💜 感染根管処置　　　　　　　など

関連ページ　不整脈 P12〉 先天性心疾患 P14〉
心不全 P16〉 心臓ペースメーカ P70〉

ワンポイント解説

❧ 先天性心疾患や心臓弁膜疾患、人工弁置換患者、心筋症、ペースメーカや除細動器が埋め込まれた患者に対し、観血的処置を行う際には、感染性心内膜炎（IE）の予防が必要となる。

❧ IE発症リスクのある患者に対して、観血的な歯科治療を行う際には予防的抗菌薬投与の必要性について歯科医師に確認する。

❧ 日頃から潜在的な感染源を減らすために、定期的な歯科受診に加え、適切な口腔ケアによって良好な口腔衛生状態を維持することが大切である。

心臓ペースメーカを装着している

医療面接（確認事項）

どんな病気でペースメーカを挿入しましたか？

➡ 房室ブロックや洞不全症候群など、重症の徐脈性不整脈の患者に適応される。

現在、身体の状態はいかがですか？

➡ 現在のコントロール状態を確認する。簡単な心機能評価としてNYHA心機能分類は有用。必要があれば内科主治医に問い合わせる。

内科での定期的なチェックを受けていますか？

➡ 電池残量（交換時期）、作動状況について確認する。

ここは要確認！

! 抜歯やスケーリングでは、感染性心内膜炎（IE）の可能性を考慮し、抗菌薬の投与を検討する。

! 電磁干渉を引き起こす可能性のある機器に注意。
（詳細は機器の取扱説明書を参照）

関連ページ 不整脈 P12 > 心不全 P16 >
抗血栓薬 P54 >

フッ素イオン導入器	影響する。使用禁忌。
超音波スケーラー	影響は否定できない。
電気メス	モノポーラ型：使用を避ける。 バイポーラ型：電源本体をできる 　　　　　　限り離して使用。
根管長測定器	説明書に従う。
歯髄診断器	説明書に従う。
歯科用レーザー可視光線照射器	影響する可能性は低い。電源本体をできる限り離して使用。
ハンドピースのマイクロモーター	影響しない。（ただし、機器からの漏電による影響に注意）

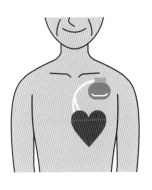

^{Webコード}303 人工透析を受けている

外来時の医療面接

💜 透析の原因は何ですか？
いつから透析を開始しましたか？

💜 透析日はいつですか？

💜 （血液透析の場合）シャントはどちらの腕に
ありますか？

ここは要確認！

- ❗ 原因疾患
- ❗ 透析療法開始時期
- ❗ 透析日
- ❗ 長期透析による合併症
- ❗ シャント側

関連ページ 慢性腎臓病（CKD） P30

ワンポイント解説

- 原疾患には、糖尿病性腎症、慢性糸球体腎炎、腎硬化症などがある。

- 腎機能が高度に障害されると透析療法が導入される。

- 透析療法には血液透析と腹膜透析がある。わが国では血液透析が多い。

- 長期透析患者では、高血圧、心不全、虚血性心疾患、貧血などの合併症に注意。

- 一般に血液透析は隔日（月・水・金または火・木・土）で行われる。

- 歯科治療は原則として透析日の翌日に行う。

- 血液透析では、上肢に血液回路と接続するための「内シャント」が造設される。シャント側での血圧測定は避ける。

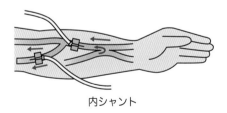

内シャント

歯科治療中に
気分が悪くなったことがある

医療面接（確認事項）

どんな治療で気分が悪くなりましたか？

➡ 外科的処置や局所麻酔の有無、薬物の使用など。意識状態、皮膚症状出現の有無、その時の治療経過、安静で回復したか、救急搬送が必要であったか、対処法など。

その時の体調はどうでしたか？

➡ 歯科治療中の気分不快症状は、血管迷走神経反射によるものが多いが、その時の体調や全身疾患の影響についても考慮する。

最近も起こりましたか？ 頻繁に起きますか？

➡ 歯科治療中、気分不快が生じることを考慮し対応する。必要に応じ内科受診を勧める。

歯科治療中の気分不快の原因

◆ 体調不良、精神的・身体的ストレス、睡眠不足

◆ 血管迷走神経反射

◆ 過換気症候群

◆ 過度の頸部伸展：頸動脈洞過敏症候群

◆ 起立性低血圧：加齢、薬物の影響

◆ 妊娠中の仰臥位低血圧症候群

◆ 一過性脳虚血発作、不整脈、低血糖、てんかん、精神障害、アナフィラキシーなど

関連ページ 不整脈 P12 脳卒中 P18
糖尿病 P20 てんかん P38 妊娠している P80
アナフィラキシー P84 血管迷走神経反射 P86
過換気症候群 P87

血が止まりにくい／止まりにくかった

医療面接（確認事項）

どんな時に血が止まりにくい
（止まりにくかった）ですか？

➡ 抜歯などの局所的な侵襲の際の出血か、歯肉や口腔内からの自然出血、ケガをした際の止血困難など原因や状況について確認する。

血液や血管の病気はありますか？
家族に血が止まりにくい方はいますか？

血が止まりにくくなる（血液サラサラ）
薬を飲んでいますか？

➡ 抗血小板薬や抗凝固薬の服用と基礎疾患について確認する。

肝臓や腎臓の病気はありますか？

➡ 肝硬変や腎不全による出血傾向。

その時の対応について教えてください。

➡ 局所対応により止血可能であったか、内科的処置を必要としたかなどを確認する。

> 易出血性の口腔粘膜疾患
> にも注意する。

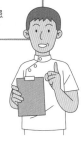

関連ページ

狭心症、心筋梗塞 P10
不整脈 P12 脳卒中 P18
肝疾患 P28 抗血栓薬 P54
抗がん剤 P62

むせるようになった

医療面接（確認事項）

いつからむせるようになりましたか？

➡ 最近、急にむせるようになりその頻度が高い場合は、脳血管疾患や神経筋疾患の可能性を考える。

食事の時間が長くなっていませんか？

➡ 食塊の嚥下に時間を要するようになった場合は、嚥下機能の低下を考える。

誤嚥性肺炎を起こしたことがありますか？

➡ 加齢や疾患による嚥下機能の低下を考える。

食べる量は減っていませんか？
体重は減ってきていませんか？

➡ 嚥下機能が障害されてくると、食事にも影響を及ぼし、低栄養や脱水を引き起こすこともある。

➡ 栄養状態の指標の一つとしてBMI（Body Mass Index）がある。

嚥下障害を起こす可能性のある疾患

◆ 脳血管障害（脳梗塞、脳出血）
◆ 神経筋疾患（脊髄小脳変性症、パーキンソン病）
◆ 球麻痺
◆ 脳性麻痺、先天性精神運動発達遅滞
◆ 悪性腫瘍、腫瘍切除後
◆ 反回神経麻痺

関連ページ 脳卒中 P18 がん P46

口腔乾燥症（ドライマウス）の症状がある

医療面接（確認事項）

何か全身的な病気はありますか？

➡ 唾液分泌が減少することによる口腔乾燥症の原因としては、以下のものがある。

生理的	加齢、口呼吸、発汗、脱水、下痢
局所的	唾液腺疾患、唾石
外因性	薬剤、放射線障害、アルコール過敏症、喫煙、外傷、唾液分泌に関与する神経障害
全身疾患	シェーグレン症候群、尿毒症、貧血、甲状腺機能亢進症、悪性リンパ腫、重度の糖尿病、うつ病、更年期障害
機能性	ストレス、心理社会的問題

何か薬を服用していますか？

➡ 口腔乾燥症を引き起こす可能性のある薬物は多く、代表的な薬物として向精神薬、抗ヒスタミン薬、降圧薬、利尿薬、鎮痛薬、抗パーキンソン薬などがある。

むせや食べこぼしが多くなっていませんか？
硬いものが食べにくくなっていませんか？
飲み込みが悪くなっていませんか？

➡ 口腔機能が低下すると、むせや食べこぼしのほか、口腔の乾燥を自覚するようになる。

関連ページ 糖尿病 P20 甲状腺疾患 P22
うつ病 P40 更年期障害 P42 がん P46

医療面接（確認事項）

🦷 硬いものが食べにくくなっていませんか？

🦷 むせや食べこぼしが多くなっていませんか？

🦷 口の中が乾くようになっていませんか？

🦷 滑舌が悪くなっていませんか？

🦷 飲み込みが悪くなっていませんか？

🦷 食事に時間がかかるようになっていませんか？

🦷 食後、口の中に食べ物が残るようになっていませんか？

➡日常生活における口腔の些細な衰えを放置することにより、十分な食事が摂れにくくなり、栄養の偏りやエネルギー不足、心身の活力低下を招く。

➡歯の喪失や口腔健康への意識低下により、口腔のさまざまな機能低下を招くようになり、全身の健康に影響を及ぼすことになる。

➡特に高齢者では口腔の機能が低下しやすい。日常の些細な変化に気付くことが大切である。

口腔機能の低下

ワンポイント解説

❖ 加齢だけでなく、疾患や障害など、さまざまな要因によって口腔の機能が複合的に低下している状態。放置すると、咀嚼障害、摂食嚥下障害など口腔の機能障害をきたし、低栄養やフレイル、サルコペニアを進展させるなど、全身の健康を損なう。

❖ 高齢者においては、う蝕や歯周病、義歯不適合など口腔の要因に加えて、加齢や基礎疾患によっても口腔機能が低下しやすい。また、低栄養や廃用、薬剤の副作用などによっても複雑な病態を呈することがある。

口腔機能低下症の診断

❶ 口腔衛生状態不良（口腔不潔）
❷ 口腔乾燥
❸ 咬合力低下
❹ 舌口唇運動機能低下
❺ 低舌圧
❻ 咀嚼機能低下
❼ 嚥下機能低下

7項目中3項目以上該当する場合に
口腔機能低下症と診断される

医療面接（確認事項）

妊娠何カ月ですか？
／産後どのくらいですか？

➡ 歯科治療に緊急性がなければ、可能な限り妊娠中期（5〜7カ月）に行う。

➡ 産後は2カ月以降であれば、ほとんどの歯科治療が可能である。

現在、体調はいかがですか？

➡ ホルモンバランスの変化による歯肉炎や口内炎の有無を確認する。ブラッシング指導を含めた歯科的管理を行うことが大切である。

➡ 貧血や妊娠高血圧症候群、妊娠糖尿病の有無を確認する。

➡ 妊娠高血圧症候群の可能性を考慮し、血圧やむくみを確認する。

➡ 妊娠後期における胎児の成長に伴う仰臥位低血圧症候群（★）にも配慮する。

妊娠区分	妊娠初期	妊娠中期	妊娠後期
妊娠月数	1～4ヵ月 (1～15週)	5～7ヵ月 (16～27週)	8～10ヵ月 (28～39週)
薬剤の影響、母体の状態など	流産や催奇形性の危険性 つわり症状※ (母子手帳が交付される時期)	比較的安定	早産の危険性 仰臥位低血圧症候群
		薬剤により胎児の成長に影響 (NSAIDsなどに注意) 妊娠高血圧症候群、妊娠糖尿病発症のリスク	

※つわり症状のピークは6～9週前後で、多くは12～
16週までに自然消失する。吐き気が強い場合はブラッ
シングが困難となることもある。

> ### ★ 仰臥位低血圧症候群
>
> 妊娠後期では、仰向けになると増大した子宮が
> 下大静脈を圧迫し、静脈から心臓に戻る血液
> 量が減少するため、血圧低下、悪心、嘔吐、
> 顔面蒼白、呼吸困難、冷汗などの症状を引き
> 起こすことがある。このような場合は、体位
> を左側臥位にすることで回復する。

著者	日本循環器学会ほか
書名	感染性心内膜炎の予防と治療に関するガイドライン（2017年改訂版）
発行年	2020年8月20日更新

著者	日本有病者歯科医療学会・日本口腔外科学会・日本老年歯科医学会 編
書名	抗血栓療法患者の抜歯に関するガイドライン2020年版
出版社	株式会社学術社
発行年	2020

著者	日本老年歯科医学会 監修
書名	かかりつけ歯科医のための口腔機能低下症入門
出版社	株式会社デンタルダイヤモンド社
発行年	2022

著者	日本歯科衛生士会 監修
書名	歯科衛生士のための口腔機能管理マニュアル〈第2版〉高齢者編
出版社	医歯薬出版株式会社
発行年	2022

著者	柴崎浩一 監修／藤井一維 編著／宮脇卓也・福田謙一・山口秀紀 著
書名	歯科医院のための全身疾患医療面接ガイド【改訂版】
出版社	メディア株式会社
発行年	2019

最新のガイドライン、参考サイトについては、
歯科衛生士パスポート Web をご参照ください。

IV

緊急時対応

Webコード 401 アナフィラキシー

症状

💜 皮膚症状は、早期に認識できる重要な症状。症状発現頻度は約9割。

💜 気道の浮腫により気道閉塞が生じると、呼吸困難に陥り低酸素症をきたす。

💜 血圧低下が生じ、アナフィラキシーショックに陥ると、生命の危機を招く。

皮膚・粘膜症状	蕁麻疹、発疹、紅潮、搔痒感、口唇浮腫、眼瞼結膜充血
呼吸器症状	呼吸困難、喘鳴、喉頭浮腫、くしゃみ、かすれ声
消化器症状	嘔気、嘔吐、腹痛、下痢
循環器症状	胸痛、頻脈、不整脈、血圧低下
中枢神経症状	意識消失、失禁、不安、めまい、頭痛

対応

❶ 救急隊や医科への応援要請
❷ アドレナリンの筋肉注射（エピペン®など）
❸ 仰臥位、下肢挙上
❹ 酸素投与
❺ 可能であれば輸液
❻ 必要に応じ救急蘇生法

原因

特定の起因物質（アレルゲン）の侵入により、短時間に全身性にアレルギー症状が生じる過敏反応をアナフィラキシーという。血圧低下や意識消失を伴い生命を脅かす状態をアナフィラキシーショックという。

誘因

アナフィラキシー反応を起こす可能性のある
歯科薬品・歯科材料

> 抗菌薬 / 解熱鎮痛消炎薬 / 局所麻酔薬、防腐剤 /
> ラテックス / ヨード / パラホルムアルデヒド /
> CPP-ACP（リカルデント）など

エピペン®を太ももの前外側に垂直になるようにして強く押し付ける。太ももに押し付けたまま数秒間待つ。エピペン®を太ももから抜き取る。

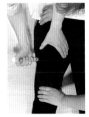

- ♥ 太ももの前外側以外には注射しない。
- ♥ 緊急の場合には、衣服の上からでも注射できる。

血管迷走神経反射 （脳貧血様発作）

症状

血圧低下、脈拍減少（徐脈）、顔面蒼白、冷汗、悪心、意識消失など

対応

① 仰臥位、下肢挙上 （写真）
② 酸素投与しながら深呼吸を指示

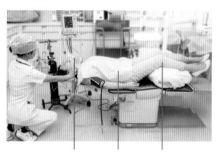

酸素投与　　仰臥位　　下肢挙上

原因

歯科治療に対する不安感、恐怖心、疼痛、疲労、睡眠不足、自律神経のアンバランスなど

 予防のためにストレス軽減が大切

過換気症候群

症状

過換気、呼吸困難感、動悸、興奮状態→意識レベル低下、めまい、胸部圧迫感、口唇や四肢のしびれ感、助産師の手、痙攣など

対応

① 体位を座位または半座位にする
② 心配ないことを強く伝え、ゆっくりした腹式呼吸を指示

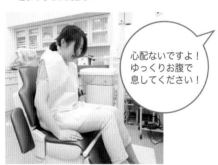

心配ないですよ！
ゆっくりお腹で
息してください！

※紙袋再呼吸法は、積極的には推奨されない。

原因

歯科治療に対する不安感、恐怖心、疼痛、疲労、睡眠不足、パニック障害など

過換気症候群

Ⅳ 緊急時対応｜参考文献

著者	日本アレルギー学会 監修
書名	アナフィラキシーガイドライン2022
発行年	2023

著者	山口秀紀 編著／阿部田暁子 著
書名	脱・口だけ歯科衛生士　わかる！活かせる！ 全身状態へのアプローチ
出版社	医歯薬出版株式会社
発行年	2019

最新のガイドライン、参考サイトについては、
歯科衛生士パスポート Web をご参照ください。

V

感染対策のキホン

山口 秀紀（歯科医師）
横井 節子（歯科衛生士）

院内感染対策の基礎知識

感染は、「病原体（感染源）」「感染経路」「宿主」の3つが揃わなければ成立しない

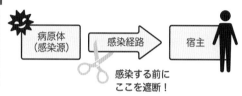

感染経路を遮断するために、スタッフ全員が同じレベルで交差感染を防止しましょう！

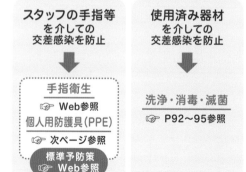

標準予防策の具体例
（スタンダードプリコーション）

個人用防護具（PPE）

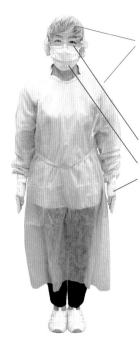

キャップ
ガウンまたはエプロン

血液や体液等の飛散により
衣服が汚染される危険性が
ある場合は着用する。

ゴーグルまたは
フェイスシールド

マスク

グローブ

治療中に血液や体液の飛散
が予想されるため、必ず着用
する。

PPE着脱の動画はWebをご参照ください。

消毒・滅菌の分類
（スポルディングの分類に基づいて作成）

使用済み器具は適切に洗浄し、乾燥してから消毒・滅菌を行う

器具	処理	カテゴリー
手術・抜歯用器具 バー・ポイント類 リーマー等根管治療器具 ハンドピース 超音波・手用スケーラー など	滅菌	**クリティカル** ・骨との接触 ・血管内への挿入 ・無菌状態の組織との接触
ラバーカップ 排唾管 スリーウェイシリンジ ラバーダムクランプ 咬合紙ホルダー 印象用トレー デンタルミラー プライヤー（口腔内使用） アングルワイダー　など	滅菌可能な場合は滅菌 または 高水準消毒	**セミクリティカル** ・口腔粘膜（唾液）との接触 ・傷のある皮膚との接触 ・骨・血液・無菌状態の組織との接触なし
チェア ラバーダムパンチ ラバーボウル 印象用スパチュラ プライヤー（口腔外使用） など	中水準消毒 または 低水準消毒 または 洗浄	**ノンクリティカル** ・健常な皮膚に接触するもの ・血液汚染がある場合は中水準消毒

※ハンドピースはセミクリティカルと見なされるが、1人の患者が終了するごとに常に滅菌し、高水準消毒は行わないこと
※ウォッシャーディスインフェクターは高水準消毒に該当する

消毒薬の選定

抗微生物スペクトルと適用対象に応じて選択し、
使い分ける

区分	対象	薬品
高水準	器具	【グルタラール製剤】 　ステリハイド® 　ハイドリット® 　デントハイド® 【フタラール製剤】 　ディスオーパ® 【過酢酸製剤】 　アセサイド®
中水準	手指・皮膚 粘膜	【ポビドンヨード】 　イソジン®
	手指・皮膚 器具 環境	【エタノール製剤】 　消毒用エタノール 【次亜塩素酸ナトリウム】 　ピューラックス® 　ミルトン®
低水準	手指・皮膚 器具 環境	【ベンゼトニウム塩化物液】 　ハイアミン 【ベンザルコニウム塩化物液 （逆性石けん液）】 　オスバン®
	手指・皮膚 器具 環境	【クロルヘキシジングルコン酸塩液】 　ヒビテン®

消毒薬は、使用濃度・消毒時間・消毒温度の条件を守り使用する

チェアサイドの消毒

チェアサイドは飛沫や接触による汚染のリスクが高い

★特に口腔内に使用される器材や術者が治療中に頻回に触れる場所は、よりリスクが高い。

☐ コップ給水

患者毎にノズルを清拭消毒

☐ スピットン

患者毎に内面は飛散に注意して注水洗浄し、外面は清拭消毒

☐ バキューム管　★

①患者毎にコップ内の水またはスピットン排水を十分吸引させて管内を洗浄
②バキュームシリンジを外して管口を清拭消毒

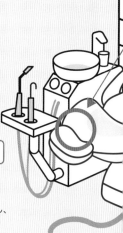

☐ スリーウェイシリンジ ★

● 着脱できる場合：
　患者毎に洗浄し、消毒または滅菌
● 着脱できない場合：
　患者毎にノズル内の水を吐き出し、エタノール製剤で清拭消毒

☐ フットペダル、床

血液や汚染物がない場合、患者毎の消毒や清掃は不要

より詳細なチェック表は Web からダウンロード可能です。

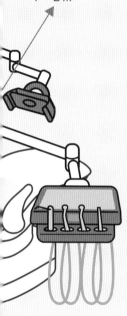

口腔からの飛沫距離
1〜2 m

☐ 無影灯 ★

患者毎に飛沫汚染面と術者接触
ハンドルを清拭消毒

☐ ドクターテーブル ★

治療後は器材を全て撤去し、清
拭消毒
器材の置きっぱなし厳禁！

☐ タービン ハンドピース 超音波スケーラー ★

患者毎に本体内の水を吐き出し、
バー類またはスケーラーチップを
超音波洗浄し、本体と共に滅菌

☐ ユニットシート

患者毎に頭部から足元の順で清拭

☐ 汚物入れ

• 治療中に使用した場合：患者毎に交換
• 治療後に使用した場合：定量になったら交換
　　　　　　　　　　　（詰込み過ぎ注意）

Ⅴ 感染対策のキホン | 参考文献

著者　日本歯科医学会連合 監修
書名　エビデンスに基づく歯科診療における
　　　医療関連感染対策実践マニュアル
出版社　株式会社永末書店
発行年　2023

著者　日本歯科医師会
書名　新たな感染症を踏まえた歯科診療ガイドライン第4版
発行年　2022

著者　ICHG研究会 編
書名　歯科医療における国際標準
　　　感染予防対策テキスト滅菌・消毒・洗浄
出版社　医歯薬出版株式会社
発行年　2022

最新のガイドライン、参考サイトについては、
歯科衛生士パスポート Web をご参照ください。

VI

訪問診療の心得
～こんなことに気をおこう～

山口 朱見（歯科衛生士）

訪問診療の心得
～こんなことに気をおこう～

訪問診療をしている方、これからはじめたい方へ

　訪問診療はケア中のみならず、訪問の始めから終わりまで（実際は電話などの関わりが発生した時点から）患者さん、ご家族とのご縁があって関わることになります。「また来てほしい」と思っていただければ嬉しいですね。

　今回は訪問の心得ポイントを動画にしました。また、実際に患者さんのお宅から、訪問診療をお断りしたい理由として挙がったNG集もあります。喜ばれる訪問のためにご参考にしていただければと思います。

　動画の一部をご紹介します。

身だしなみ

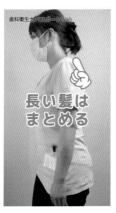

　歯科医療に携わる者として、身だしなみを整えるのは基本的なことです。

　診療所内ではもちろん、訪問では患者さんのお宅にお邪魔するということを忘れず、動きやすく清潔感のある服装や髪形などを常に心掛けましょう。

口腔ケアボックスの中身例

　訪問での口腔健康管理に必要な用品は、衛生的に
コンパクトにまとめて持ち運びます。ここでは例と
してボックスやケア用品を紹介しています。

　ケア用品は毎日の訪問人数分を考慮し、患者さん
に使いやすい物、必要な物を揃え整理して持ち運び
ます。ボックスは外部の侵襲（埃、雨など）にも問題
なく持ち運べ、掃除がしやすく取り出しやすい物を
お薦めします。

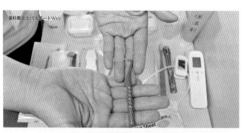

歯間ブラシ

患者さんへのお声がけ

　口腔健康管理を始める前には、患者さんへのご挨拶
（初回は自己紹介）、体調確認などを行います。

　患者さんのお顔を見て、伝わりやすいように話しま
しょう。いつもの状態と様子が違うなどを観察するこ
とも忘れずに。たとえ患者さんの意識レベルが低下し

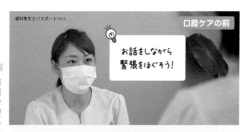

今日の調子はいかがですか？

ている状態（開眼困難、返答できない）などであっても必ずお声がけをします（耳からの刺激は最期まで伝わりやすいことも念頭におく）。まずは、この時点で口腔健康管理の実施、どの程度の内容や時間が可能か思案することも必要です。

ファーラー位・セミファーラー位

口腔衛生管理を実施するにあたり、姿勢を整えるこ

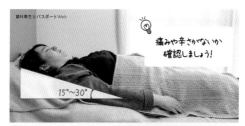

セミファーラー位を作ります

とは重要です。疾患や今の状態を把握したうえで、楽で誤嚥しにくい姿勢にします。この時に、身体の痛みが無いか、苦しくないかなどを確認しながら行います。

　更に、身体の位置が決まったら、顎が上がらないよう頭部の位置を調整します。セミファーラー位であれば、タオルなどで身体・顔をやや横に向けるなど調整し、誤嚥のリスクを下げるように工夫します。

訪問歯科でのNG行動

　コンセントや洗面所（水の使用）、サイドテーブルなど、診療所では当たり前に使用する物も、訪問では全て患者さんのお宅の物です。お借りする物は最低限にし、使用する際には必ず患者さん、ご家族に許可を得ます。

　一度許可を得たとしても、2回目以降も「お借りします」という一言、お借りしたことへの「ありがとうございました」というお礼を忘れないようにしましょう。

わ

編著
山口 秀紀（やまぐち ひでのり）

日本大学松戸歯学部 教授

歯科衛生士パスポートWeb
全身管理・感染対策・訪問診療

2024年2月20日　第1版第1刷発行

発 行 者　辻 啓延
企画・運営　川口 明敏　松岡 真里栄
発 行 所　メディア株式会社
　　　　　〒113-0033　東京都文京区本郷 3-26-6
　　　　　　　　　　　NREG 本郷三丁目ビル 8F
　　　　　Tel 03-5684-2510（代）
　　　　　Fax 03-5684-2516
　　　　　https://www.media-inc.co.jp/
印 刷 所　株式会社 加藤文明社

ISBN 978-4-89581-029-6 C3047

主要な臨床検査値

項目	基準値
白血球数(WBC) 感染 炎症 血疾	3.3 ～ 8.6 (×10³/μL)
CK(CPK) 筋	男 59 ～ 248 女 41 ～ 153 (U/L)
HDL コレステロール (HDL-C) 脂質	男 38 ～ 90 女 48 ～ 103 (mg/dL)
中性脂肪(TG) 脂質 肝	男 40 ～ 234 女 30 ～ 117 (mg/dL)
アルカリホスファターゼ (ALP) 肝 骨	38 ～ 113 (U/L)
アミラーゼ 膵臓	44 ～ 132 (U/L)
血清クレアチニン(Cr) 腎	男 0.65～1.07 女 0.46～0.79 (mg/dL)
BNP 心	18.4 以下 (pg/mL)
Nt-proBNP 心	55 以下 (pg/mL)
ヒト免疫不全ウイルス (HIV)抗体 感染	陰性

▼ 主に何の検査？

- 貧血 …貧血
- 凝固 …血液凝固
- 血栓 …血栓形成
- 血疾 …血液疾患
- 炎症 …炎症
- 糖尿 …糖尿病
- 脂質 …脂質代謝
- 骨 …骨代謝
- 栄養 …栄養状態
- 肝 …肝機能
- 腎 …腎機能
- 心 …心機能
- 甲 …甲状腺機能
- 膵臓 …膵臓
- 筋 …筋肉
- 感染 …感染症

ます。

JCS：Japan Coma Scale

（3-3-9度方式）

意識レベル		
大分類	**小分類**	**刺激に対する反応**
Ⅰ群（1桁）覚醒がなくても醒している状態	1	だいたい意識清明だが、今ひとつはっきりしない
	2	見当識障害（時・場所・人などが言えない）
	3	自分の名前、生年月日が言えない
Ⅱ群（2桁）刺激により覚醒する状態	10	普通の呼びかけで容易に開眼する
	20	大声または身体を揺さぶると開眼する
	30	痛み刺激を加えつつ呼びかけを繰り返すと、かろうじて開眼する
Ⅲ群（3桁）刺激をしても覚醒しない状態	100	痛み刺激に対して払いのけるような動作をする
	200	痛み刺激に少し手を動かしたり顔をしかめたりする
	300	痛み刺激に反応しない

⚠ 心肺蘇生法、AED

意識も呼吸もない

↓

すぐに歯科医師に判断を仰ぐ
- 119番通報
- CPR（心肺蘇生法）

↓

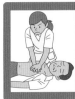

ただちに胸骨圧迫を開始
強く（少なくとも5cm沈むように）
※小児・乳児は、胸の厚さの約1/3
速く（100〜120回／分で）
絶え間なく（中断は、最小に）

↓

AEDによる電気ショックが

不要	**必要**
ただちに 胸骨圧迫を再開	ショック1回 その後ただちに 胸骨圧迫を再開

↓

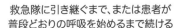

救急隊に引き継ぐまで、または患者が
普段どおりの呼吸を始めるまで続ける

KM1